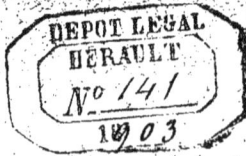

CONTRIBUTION A L'ÉTUDE

DES

KYSTES DE LA GLANDE VULVO-VAGINALE

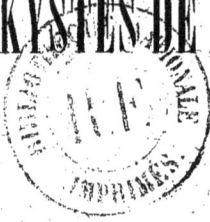

PAR

Pierre-Joseph RAFFALLI

DOCTEUR EN MÉDECINE

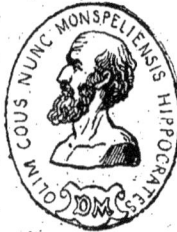

MONTPELLIER

IMPRIMERIE DELORD-BOEHM et MARTIAL

ÉDITEURS DU MONTPELLIER MÉDICAL

—

1903

CONTRIBUTION A L'ÉTUDE

DES

KYSTES DE LA GLANDE VULVO-VAGINALE

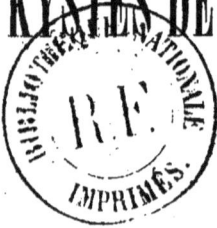

PAR

Pierre-Joseph RAFFALLI

DOCTEUR EN MÉDECINE

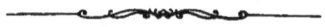

MONTPELLIER

IMPRIMERIE DELORD-BOEHM ET MARTIAL

ÉDITEURS DU MONTPELLIER MÉDICAL

1903

PERSONNEL DE LA FACULTÉ

MM. MAIRET (✻)............... DOYEN
FORGUE .... ASSESSEUR

PROFESSEURS :

Clinique médicale............................. MM. GRASSET (✻)
Clinique chirurgicale........................ TEDENAT.
Clinique obstétricale et Gynécologie.......... GRYNFELTT
— Charg. du Cours, M. PUECH.
Thérapeutique et Matière médicale............ HAMELIN (✻).
Clinique médicale............................ CARRIEU.
Clinique des maladies mentales et nerveuses......... MAIRET (✻).
Physique médicale............................ IMBERT.
Botanique et Histoire naturelle médicale. .... GRANEL.
Clinique chirurgicale........................ FORGUE.
Clinique ophtalmologique..................... TRUC.
Chimie médicale et Pharmacie.. .... VILLE.
Physiologie.................................. HEDON.
Histologie................................... VIALLETON.
Pathologie interne........................... DUCAMP.
Anatomie..................................... GILIS.
Opérations et Appareils...................... ESTOR.
Microbiologie................................ RODET.
Médecine légale et Toxicologie............... SARDA.
Clinique des maladies des enfants............. BAUMEL.
Anatomie pathologique........................ BOSC.
Hygiène...................................... BERTIN-SANS H.

Doyen honoraire : M. VIALLETON.
Professeurs honoraires : MM. JAUMES, PAULET (O. ✻), BERTIN-SANS E. (O. ✻).

CHARGÉS DE COURS COMPLÉMENTAIRES

Accouchements. .... MM. VALLOIS, agrégé.
Clinique ann. des mal. syphil. et cutanées.,. . BROUSSE, agrégé.
Clinique annexe des maladies des vieillards.... VEDEL, agrégé.
Pathologie externe.................... IMBERT Léon, agrégé.
Pathologie générale.................. RAYMOND, agrégé.

AGRÉGÉS EN EXERCICE

MM. BROUSSE.   MM. VALLOIS.   MM. L. IMBERT.
RAUZIER.   MOURET.   VEDEL.
MOITESSIER   GALAVIELLE   JEANBRAU.
DE ROUVILLE.   RAYMOND.   POUJOL.
PUECH.   VIRES.

M. H. GOT, *Secrétaire.*

EXAMINATEURS DE LA THÈSE

MM. FORGUE, Professeur, *Président.* | MM. MOURET, Agrégé.
PUECH, chargé de cours. | IMBERT L., Agrégé.

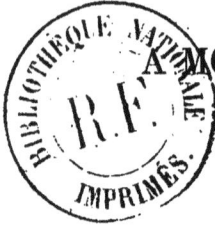

À MON PÈRE ET A MA MÈRE

Durant de longues années et avec un courage que rien n'a lassé, vous avez soutenu les luttes impossibles et accompli les sacrifices héroïques.

Vous avez trouvé que le meilleur héritage que vous pouviez laisser à votre fils était de lui permettre d'embrasser une carrière qui, plus que toute autre, permet de faire le Bien autour de soi.

L'exemple que vous avez donné ne sera pas perdu.

Je ne saurais mieux rester digne de vous, digne du sacerdoce qu'est la fonction dont je viens d'être investi ; je ne saurais mieux vous témoigner la reconnaissance immense que je vous dois, qu'en ne perdant jamais de vue, pour diriger mes pas et éclairer ma route, cette étoile du Devoir dont vos yeux, invinciblement fidèles, n'ont jamais cessé de réfléchir le noble et pur scintillement.

A MA SŒUR, A MES FRÈRES, A MA BELLE-SŒUR

P. -J. RAFFALLI

A MA TANTE CÉCILE RAFFALLI

Vous avez été pour moi une seconde mère.
Acceptez ce témoignage bien faible d'une recon-
naissance qui reste immense.

A MON COUSIN HYACINTHE

A LA FAMILLE F-J. VENTURINI

A MES PARENTS

P.-J. RAFFALLI.

A LA MÉMOIRE DE MON COUSIN
LE DOCTEUR CHARLES-XAVIER RAFFALLI

AU COLONEL CHASSEPOT

> *Vous m'avez, à une heure que je n'oublierai jamais,*
> *ouvert votre cœur généreux et tendu votre main*
> *loyale. Ce que je suis, mon Colonel, je vous le dois.*
> *Et c'est le moins que je puisse faire que d'associer*
> *aujourd'hui votre nom à ceux qui me sont le plus*
> *chers.*

A MON MAITRE ET AMI

MONSIEUR LE DOCTEUR MAGON

PROFESSEUR D'ANATOMIE A L'ÉCOLE DE MÉDECINE DE MARSEILLE

P.-J. RAFFALLI.

A MES AMIS

P.-J. RAFFALLI.

A MES MAITRES
DE MARSEILLE ET DE MONTPELLIER

P.-J. RAFFALLI.

AVANT-PROPOS

Pourquoi se mêle-t-il une tristesse à notre joie d'avoir atteint le but pour lequel nous avons dépensé tant d'efforts et toute notre jeunesse ?

C'est que l'heure est venue où il nous faut dire adieu à tant de camarades chers, quitter des lieux où, longtemps, nous avons vécu, aimé, rêvé et aussi souffert, et descendre, courageux mais inexpérimenté encore, dans l'arène où nos aînés nous ont précédé et où nous attendent les luttes difficiles et les périlleux devoirs.

Mais avant de faire notre premier pas dans la carrière, notre pensée s'en va, reconnaissante et émue, vers ceux qui, à des titres divers, mais animés d'un même sentiment de générosité, nous aidèrent dans la tâche que nous avions entreprise.

Si, sur le sol ingrat et rocailleux qui nous fut donné en partage, le long sillon a pu être creusé jusqu'au bout, c'est à eux que nous le devons. Que de fois, las de lutter contre des obstacles toujours renouvelés, mesurant la faiblesse de l'effort à l'immensité de la tâche, nous avons voulu laisser inachevée l'œuvre commencée et nous abandonner à notre désespoir !

Des âmes sœurs veillaient sur nous.

En ces heures suprêmes leur sollicitude inquiète se penchait sur notre misère ; leur foi robuste ranimait la nôtre défaillante, et, sous la caresse de leur affection et l'infinie douceur de leur sourire, celui qui se croyait abandonné et vaincu se reprenait à espérer en l'avenir.

Aujourd'hui, la dernière étape de la route si longue vient d'être franchie. Nous sommes arrivé. Notre ciel est devenu plus serein, mais nous n'oublierons jamais ces lueurs de dévouement et de bonté qui traversèrent les orages d'hier et nous vinrent au cœur comme un réconfort et comme une espérance.

. . . .

Cette dure expérience de la vie, qui fut le privilège de notre jeunesse, nous ne regrettons pas de l'avoir faite. L'adversité est la grande école où l'esprit se forme, le caractère se retrempe, le courage se raffermit. Elle est mieux encore, car l'homme vaut surtout pour ce qu'il y a de sensibilité en lui. Après qu'on a souffert et lutté, on a appris à mieux connaître et à mieux aimer ceux qui souffrent et ceux qui luttent, car les épreuves communes unissent ceux qui les endurent par les liens indestructibles de la fraternité.

Aussi la cause de ceux pour qui le sort fut cruel sera toujours notre cause. A la servir, nous entendons consacrer toute notre activité et tout notre cœur, estimant que, pour un médecin, se devoir aux autres plus qu'à lui-même et aux malheureux plus qu'aux autres est une obligation impérieuse et sacrée.

Il est à plaindre s'il l'ignore ; il est criminel si, la connaissant, il s'y dérobe. La carrière médicale est faite toute entière d'abnégation et de sacrifice.

Elle a toujours été et demeure un apostolat.

. . . .
. . . .

Etres chers qui n'avez cessé de m'entourer de votre sollicitude à chaque pas de ma vie ; qui avez fait le bien uniquement pour lui-même et pour le plaisir qu'il procure à celui qui le reçoit et à celui qui le distribue, acceptez du moins ce témoignage public d'une affection profonde et d'une gratitude éternelle !

CONTRIBUTION A L'ÉTUDE

DES

KYSTES DE LA GLANDE VULVO-VAGINALE

INTRODUCTION

Les kystes de la glande vulvo-vaginale sont des affections très communes, principalement dans la division des filles publiques.

Et cependant l'étude de ces tumeurs était encore à faire, il y a à peine un demi-siècle. Huguier a été le premier à nous présenter un travail complet sur ces kystes, travail si remarquable qu'il est resté définitif. Depuis 1850, les générations médicales ont vécu et vivent encore sur les idées de ce chirurgien, idées dont l'expérience clinique n'a fait que confirmer la justesse.

C'est pourquoi nous n'aurons pas la prétention d'avoir, dans ce modeste travail, fait œuvre originale. Nous avons voulu seulement, petit moissonneur, glaner dans un coin du champ immense quelques épis dispersés, pour les réunir à ceux de la grande gerbe qu'ont façonnée de vigoureuses mains, brunies au soleil de la science.

Notre travail a été divisé en neuf chapitres, répartis de la façon suivante :

On trouvera peut-être exagéré le développement que nous avons donné à l'étude anatomo-pathologique des kystes que nous étudions. Il nous a semblé qu'il était indispensable, pour avoir une idée bien nette de ces tumeurs, de connaître par quels processus pathologiques elles évoluaient, notre but n'étant pas exclusivement de faire une étude clinique des kystes de la glande de Bertholin.

Qu'il nous soit permis, avant d'aller plus loin, de remercier nos Maîtres du dévouement et des efforts qu'ils ont déployés à faire notre éducation médicale.

Disons-le bien haut : ils nous ont toujours donné avec leurs excellentes leçons les exemples les plus beaux de désintéressement, d'esprit de sacrifice et de dévouement aux malheureux ; ils ont réalisé, dans ce champ hélas ! si vaste des misères humaines qu'est la Clinique, l'admirable et touchante harmonie de la Science unie à la Pitié.

M. le professeur Magon n'a pas voulu seulement être pour nous un maître, il a voulu aussi être un ami. Nous avons reçu de lui trop de marques d'affection pour que nous puissions jamais l'oublier. Qu'il reçoive ici la nouvelle assurance de notre profonde reconnaissance.

Toujours nous nous souviendrons du dévouement avec lequel M. Acquaviva, chef des Travaux à l'Ecole de Médecine et chirurgien des hôpitaux, et M. Bartoli, ancien chef de clinique chirurgicale, nous ont soigné dans notre dernière maladie. Qu'ils acceptent l'expression émue de nos remerciements.

Nous emportons des leçons de MM. Cousin et Boinet le plus précieux souvenir.

M. le professeur Reynès n'a cessé d'être pour nous un conseiller fidèle et expérimenté. C'est à son enseignement que nous devons une grande partie de nos connaissances chirurgicales. Il nous est doux de dire ici à M. le professeur Reynès quelle grande place il occupe dans notre sympathie.

Nous ne voulons pas quitter l'Université de Montpellier, sans offrir à M. le professeur Forgue l'expression sincère de notre vive gratitude pour la bonté qu'il n'a cessé de nous témoigner. Nous avons passé dans son service six mois qui ont été pour nous remplis d'enseignements féconds et qui resteront assurément comme les plus instructifs de notre scolarité.

En nous faisant aujourd'hui le grand honneur d'accepter la présidence de notre thèse, M. le professeur Forgue ajoute une nouvelle marque de bienveillance à celles qu'il nous a déjà données. Nous en sommes fier et l'en remercions bien vivement.

CHAPITRE PREMIER

Anatomie

Située de chaque côté de l'orifice du vagin, près de son tiers inférieur, la glande vulvo-vaginale est en rapport, en dedans, avec le bulbe du vagin; en dehors, avec le muscle constricteur. Le rectum et le vagin, d'un côté, la branche ascendante de l'ischion que recouvre un prolongement de l'aponévrose moyenne, de l'autre, circonscrivent un espace triangulaire dans lequel est comprise la glande. Une distance de 2 ou 3 centimètres sépare celle-ci du bord libre de la grande lèvre.

Le canal excréteur de la glande vulvo-vaginale, long de 1 centimètre et demi, débouche par un ou plusieurs pertuis dans le sillon qui sépare la face externe de l'hymen ou des caroncules myrtiformes de la face interne de la petite lèvre, à l'union du tiers postérieur avec les 2/3 antérieurs de l'entrée du vagin. Pour voir l'orifice vulvaire du canal excréteur, on écarte en dehors la petite lèvre et on attire les caroncules myrtiformes du côté opposé. On voit alors apparaître, au centre d'une dépression, l'orifice entouré d'une auréole rouge

La direction du canal est oblique de bas en haut, d'arrière en avant et de dehors en dedans.

Le volume de la glande est très variable. Il dépendrait, d'après Richet, de l'âge et de l'habitude des sujets. Elle serait plus développée à la période menstruelle de la femme, chez les femmes publiques et, d'une manière générale, chez les personnes qui font un trop grand abus du coït.

Ce volume n'est pas le même pour les deux glandes. La glande gauche offre ordinairement un développement plus considérable. A quoi est due cette différence? Huguier l'attribue à la pression de l'S iliaque sur la veine iliaque gauche. La raison, pour Malgaigne, c'est que, dans le coït, les droitiers appuient plus à droite, et par conséquent sur le côté gauche de la vulve.

Au point de vue histologique, la glande vulvo-vaginale peut être classée parmi les glandes en grappe. Elle se décompose en lobules et acini. Les lobules sont disséminés dans une gangue conjonctive, relativement très développée, qui se continue, à la périphérie de la glande, avec le tissu cellulaire du voisinage et dans l'épaisseur de laquelle se trouvent de nombreuses fibres musculaires lisses. On y rencontre même, par places, quelques faisceaux striés dépendant du muscle constricteur.

Intérieurement, les lobules sont revêtus par une couche d'épithélium caliciforme, se rapprochant beaucoup de celui qui tapisse les glandes du col utérin. Ces lobules débouchent par un point rétréci, dans des espèces de sinus revêtus d'un épithélium cubique, et ces tissus à leur tour donnent naissance à des canaux excréteurs, à lumière assez étroite, tapissés par une seule rangée d'épithélium cylindrique. Quant au canal excréteur commun, qui résulte de la réunion de tous les canaux excréteurs secondaires, il présente un épithélium prismatique, disposé sur plusieurs couches et se transformant peu à peu, au voisinage de son orifice extérieur, en épithélium pavimenteux stratifié (Vialleton).

La nutrition de la glande est assurée par deux ou trois artérioles, branches de la honteuse interne. La circulation

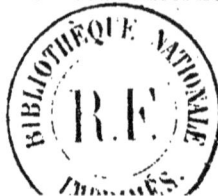

2

de retour s'effectue par un réseau veineux qui se rend dans les veines honteuses et dans le plexus du vagin et du bulbe.

Les lymphatiques sont encore mal connus ; pour les uns, ils aboutissent aux ganglions placés sur les côtés du rectum ; pour d'autres, ils se rendent aux ganglions de l'aîne.

Les nerfs sont fournis par la branche périnéale du nerf honteux interne.

Quelle est la fonction de la glande dont nous venons de passer rapidement en revue les caractères anatomiques essentiels ?

Elle serait destinée, grâce au liquide qu'elle sécrète, à lubrifier la vulve, pendant le coït. Ce liquide est clair, muqueux, filant, très épais Pour amener sa sécrétion, le coït ne serait pas indispensable. Les attouchements même légers, les idées lascives, y suffisent quelquefois.

CHAPITRE II

Historique

Les premiers travaux publiés sur les kystes de la glande vulvo-vaginale ne remontent pas au delà de l'année 1840. Avant cette date, la littérature médicale ne nous offre que des faits tronqués, isolés, et le plus souvent mal interprétés. On chercherait en vain une description synthétique, dogmatique, des tumeurs qui nous occupent aujourd'hui, des causes qui leur donnent naissance, de leur marche, de leur anatomie pathologique, de leurs conséquences.

Nous rappellerons seulement l'observation d'Eustache, parue en 1564, de cavités assez grandes, sculptées dans l'épaisseur du vagin, flexueuses et pleines de mucus.

En 1670, Th. Bonnet, dans le tome IV de ses études chirurgicales, parle de deux tumeurs du volume d'un œuf, situées au col externe de la matrice, qui s'étaient formées de longue main et sans aucune incommodité qu'un sentiment de pesanteur et qui, incisées avec un rasoir, laissèrent écouler une matière grossière, gluante, entièrement semblable au blanc d'un œuf (Huguier).

En 1765, Morgagni, dans la description qu'il nous a laissée de la glande vulvo-vaginale, nous montre des granulations de cette glande gonflées par du mucus.

En 1831, Boyer, dans son traité des maladies chirurgicales et des opérations qui leur conviennent, parle de tumeurs des grandes lèvres. Bien qu'il semble avoir méconnu leur véritable nature, la description qu'il nous a faite de ces tumeurs ne nous laisse aucun doute sur leur caractère kystique.

A peu près à la même époque, le professeur Cruveilhier décrit, dans son traité d'anatomie, les kystes de la glande vulvo-vaginale. A la suite de son étude sur le bulbe du vagin, il s'exprime ainsi : « j'ai rencontré chez un sujet, en dehors du bulbe du vagin, une poche fibro-séreuse, lisse, contenant un liquide muqueux, transparent. Un canal étroit, parti de cette poche, se portait à l'entrée du vagin. Je n'ai pas pu voir l'orifice de ce canal, qui était probablement oblitéré. La même disposition existait des deux côtés » (Cruveilhier, anatomie, page 787, t. V).

Il est étonnant, dit Huguier, que ce fait n'ait pas davantage fixé l'attention d'un homme aussi exact et aussi éclairé que Cruveilhier, et ne l'ait pas mis sur la trace, non seulement de l'existence de l'appareil glanduleux, mais encore des affections dont il est souvent le siège.

Regnoli (de Pise) (hydrocèle chez la femme. Archives générales de médecine 2e série, 1874, tome V, page 114) décrit cinq variétés de kystes de la vulve. 1°Epanchement séreux dans le détritus péritonéal qui accompagne le ligament rond ; 2° épanchement dans l'intérieur du canal de Nuck, ce canal ayant persisté et conservé sa communication avec la cavité péritonéale ; 3° épanchement dans le canal de Nuck, dont l'orifice péritonéal est oblitéré ; 4° épanchement séreux dans un kyste développé dans le tissu cellulaire qui enveloppe l'extrémité terminale du ligament rond ; 5° l'épanchement a lieu dans la cavité d'un ancien sac herniaire, dont le col est oblitéré au niveau de l'anneau vaginal.

Enfin, nous arrivons au premier travail vraiment conséquent qui ait été fait sur ces tumeurs. Il date de 1840. Il est
dû à Mr Boys de Loury, chirurgien de Saint-Lazare. Dans
ses *observations sur les kystes et abcès des grandes lèvres* pré-
sentées à la société de médecine de Paris, cet auteur fait une
étude assez détaillée, bien qu'incomplète, des kystes de la
glande. Il ne leur reconnaît cependant qu'un seul siège
primitif, le tissu cellulaire vulvaire et péri-vaginal, ignorant
qu'elles peuvent également se développer dans le détritus
péritonéal qui accompagne le ligament rond.

Néanmoins, son travail a eu le mérite d'attirer l'attention
sur une affection passée jusque-là inaperçue ou du moins très
incomplètement étudiée et d'être le point de départ d'une
série de remarquables travaux ultérieurs.

Parmi ceux-ci, nous citerons l'étude que Vidal, de Cassis,
a consacrée aux kystes de la glande vulvo-vaginale. Dans
son traité de pathologie externe, Vidal donne pour origine
aux kystes de la vulve : 1° les abcès ; 2° les tumeurs sangui-
nes ; 3° le développement exagéré d'une cellule ; 4° il sup-
pose que les frottements dans le coït déterminent la formation d'une bourse séreuse. Celle-ci, par analogie avec les
bourses séreuses fonctionnelles, développées chez les indi-
vidus exerçant certaines professions, pourrait en quelque
sorte, quand elle existe, être considérée comme un signe
probable de prostitution.

Nous n'avons pas besoin de dire que nous n'accordons
aucune valeur à cette dernière assertion, qui a été, d'ailleurs,
réfutée par Huguier, à l'opinion duquel s'est ralliée la presque unanimité des cliniciens.

Nous citerons enfin le remarquable mémoire de Huguier,
présenté en 1846 à l'Académie Royale de Médecine, *sur les
maladies des appareils sécréteurs des organes génitaux externes
de la femme.*

Huguier a fait sur la question une étude très documen-
tée, à laquelle on n'a presque rien ajouté.

Nous avons fait à cet auteur de larges emprunts. Son
nom n'est-il pas inséparable de l'étude des tumeurs kystiques de la glande vulvo-vaginale ?

CHAPITRE III

Etiologie

Quelles sont les causes qui donnent ordinairement naissance aux kystes de la glande vulvo-vaginale?

Elles sont très diverses. Pour la clarté de leur exposition,
nous les diviserons, à l'exemple de Huguier, en causes prédisposantes et en causes déterminantes.

Mais nous ferons remarquer que cette division est pure-
ment artificielle et n'a, par conséquent, qu'une valeur
didactique. En pathologie, les divers symptômes par lesquels
se manifestent les maladies ne s'enchaînent et ne se suivent
pas, apparemment du moins, d'après des lois mathématiques
et immuables, comme cela a lieu pour les phénomènes phy-
sico-chimiques. Malgré les immenses progrès accomplis par
la biologie, les lois intimes du fonctionnement de nos organes
nous échappent encore : le mouvement vital cellulaire est
à peine entrevu. Et la pathologie ne peut qu'hériter de ces
obscurités que nous présente la biologie, sur laquelle elle est
fondée.

Les causes prédisposantes des kystes que nous étudions
peuvent elles-mêmes se subdiviser en :

1° Causes anatomico-physiologiques ;
2° Causes pathologiques.

Les causes anatomiques résident dans la structure même de la glande, sa situation au milieu d'organes très sensibles et très vasculaires, la topographie de ses granulations, la disposition et l'orientation de ses lobules par rapport au conduit excréteur.

Celui-ci est, nous l'avons vu, très étroit. Il présente, de plus, une obliquité dirigée de bas en haut, d'arrière en avant et de dehors en dedans; et cette condition, unie à la précédente, l'étroitesse du canal, favorise au plus haut point l'accumulation du liquide, soit dans la glande, soit dans le canal excréteur.

Parmi les causes physiologiques, nous nous contenterons de mentionner la plus importante, celle qui a trait aux transformations fonctionnelles que subit l'appareil génital de la jeune fille, à l'époque de la puberté.

Cette préparation ou plutôt cette naissance des organes génitaux à la maternité future s'accompagne de phénomènes congestifs. Ceux-ci, particulièrement intenses au moment de l'apparition des premières règles, offrent une analogie remarquable avec ceux de la glande mammaire développés à la même période et présentant le même engorgement douloureux.

Disons également que le premier réveil de la jeune fille à la vie génésique, les idées lascives germant sur un terrain névropathique et longtemps entretenues, la masturbation, les attouchements, les premiers rapports conjugaux, les coïts répétés, infructueux et douloureux, sont autant de causes d'hypersécrétion de la glande, hypersécrétion qui sera le point de départ du futur engorgement, c'est-à-dire du kyste.

Quant aux causes prédisposantes pathologiques, nous les trouvons dans toutes les autres affections qui frappent la glande elle-même, les organes génitaux et la vulve. De même que le kyste de la glande vulvo-génitale peut, en s'enflammant, dégénérer en abcès, de même un abcès antérieur de l'organe peut, après un processus plus ou moins long de transformation de son contenu, se changer en kyste. Huguier, qui a fait de ces abcès une étude détaillée, leur assigne une place importante dans l'étiologie des kystes de la glande vulvo-vaginale.

Les causes déterminantes peuvent être ramenées à deux, si on considère le mécanisme général au moyen duquel elles déterminent l'apparition des kystes.

Le kyste pourra se former :

1° Ou bien parce que le canal excréteur est oblitéré à son orifice vulvaire ;

2° Ou bien parce que la densité du mucus sécrété a augmenté, au point de rendre son écoulement impossible où très défectueux.

L'oblitération du canal excréteur peut avoir lieu de diverses façons : par agglutination ou adhésion, par rétraction ou à la suite de cicatrices.

Lorsqu'une inflammation de cause quelconque atteint la muqueuse de la vulve, cette inflammation peut s'étendre au canal excréteur de la glande. L'orifice vulvaire de ce canal plongeant dans un milieu enflammé, il est clair qu'il aspirera les exsudats produits par l'inflammation avec les microbes qu'ils contiennent. Enflammé à son tour, subissant dans les tuniques qui forment sa structure une hypertrophie considérable avec hyperplasie concomitante des éléments cellulaires, le canal excréteur voit ses parois se rapprocher d'une manière concentrique et progressive, adhérer entre elles et finalement se souder. La lumière du conduit a disparu, celui-ci est oblitéré.

L'oblitération produite par ce mécanisme est surtout fréquente à la suite d'une vulvite et principalement d'une blennorrhagie. Chez les femmes publiques, où les kystes sont si fréquents, l'inflammation gonococcienne est la grande génératrice du rétrécissement du conduit de la glande, quand cette inflammation a limité son action à ce conduit et qu'elle n'est pas allée provoquer, en pénétrant plus profondément, un abcès de la glande elle-même.

Quand la muqueuse vulvaire est le siège de congestions revenant à intervalles rapprochés, il finit par en résulter un épaississement avec rétraction de cette muqueuse. Le canal excréteur de la glande, solidaire de la muqueuse vaginale, se boursoufle et se rétracte parallèlement à elle, et sa lumière sans cesse diminuée finit par disparaître complètement.

Le canal peut être encore oblitéré à la suite d'un traumatisme de la vulve, que ce traumatisme soit de cause interne ou de cause externe. Supposons une plaie embrassant l'orifice du canal et une certaine zone autour de lui. Au moment de la formation du tissu de cicatrice, le canal excréteur de la glande disparaîtra dans ce tissu néo-formé, et ainsi le libre écoulement du mucus glandulaire sera désormais impossible.

C'est par un processus cicatriciel analogue que les chancres situés dans le sillon où vient déboucher le canal excréteur de la glande amènent l'occlusion de celui-là et la mort fonctionnelle consécutive de celle-ci.

Mais l'inflammation n'est pas tout dans la production des kystes que nous étudions. Ces kystes peuvent également survenir à la suite d'une variation de densité du liquide contenu dans la glande. Le mucus devenu plus dense, ou contenant des éléments solifiés, analogues, au point de vue mécanique, aux calculs que l'on trouve dans le cholédoque ou l'uretère, ce mucus ne peut plus circuler, ayant perdu sa fluidité, et les éléments solidifiés, les calculs qu'il contient, forment un bouchon dans la lumière du canal.

A quoi serait due cette variation de densité du mucus glandulaire? Probablement à une modification de la sécrétion due à la congestion de la glande, par analogie avec ce qui se passe dans l'utérus gravide qui produit un mucus très dense, pendant tout le temps que dure cet état.

Citons, enfin, avant de clore ce chapitre de notre étude, l'opinion émise autrefois et longtemps soutenue, qui consistait à assimiler les kystes qui nous occupent à une bourse séro-synoviale, provoquée par l'abus du coït. Huguier a fait justice de cette assertion et montré que les kystes de la glande vulvo-vaginale ne sauraient avoir l'origine traumatique professionnelle caractéristique de certaines bourses séro-synoviales préexistantes et plus développées à un moment donné ou bien néo-formées. Quelque fréquent que soit le coït, la disposition anatomique de la glande exclut toutes conditions aptes à produire à sa place quelque chose qui puisse être, d'une façon absolue, considéré comme une bourse séreuse. Il faut à celle-ci, pour se développer, un plan résistant sur lequel les parties soient comprimées par une force agissant avec fréquence. Où est il, ici, ce plan résistant? La branche ascendante de l'ischion? Mais la base et le tiers postérieur des grandes lèvres dans lesquels est comprise la glande sont beaucoup trop éloignés de cette branche ascendante pour pouvoir être froissés contre elle, et cela quel que soit le volume de l'organe copulateur.

Donc, cette idée émise sur l'origine synoviale des kystes de la glande vulvo-vaginale, idée originale et séduisante, mais que les faits ne corroborent pas, demeure une pure conception de l'esprit.

CHAPITRE IV

Anatomie Pathologique

Les kystes que nous étudions offrent-ils une prédilection particulière pour l'une ou l'autre glande ? Il semblerait, d'après les faits observés, que la glande gauche en serait plus souvent le siège. Boys de Loury, Regnoli, Leroux, signalent la fréquence plus grande des kystes à gauche. Huguier, sur 30 malades, a trouvé 18 fois le kyste à gauche, 11 fois à droite et 5 fois dans les deux glandes à la fois. Nous-même avons vu deux fois, sur deux femmes hospitalisées, le kyste siéger à gauche.

A quoi peut tenir cette préférence du kyste pour la glande vulvo-vaginale gauche ? Huguier se demande si, lors de l'accouchement, la compression de la glande gauche contre la branche ascendante de l'ischion par la tête du fœtus pendant le mouvement de restitution, compression plus fréquente à gauche, ne fournirait pas la raison de cette localisation. Cependant on a remarqué que parmi les femmes atteintes de kystes à droite il y en avait autant ayant eu des enfants que parmi les femmes atteintes de kystes du côté opposé.

Nous croyons, pour notre part, que la disposition du plexus veineux de la glande gauche par rapport à la veine honteuse du même côté ; la compression exercée, sur celle-ci par l'S iliaque du côlon ; le passage de l'artère iliaque droite sur la veine iliaque gauche, entrent pour une grande part

dans la production des kystes à gauche : ces diverses dispo-
sitions anatomiques des viscères et des vaisseaux ayant
toutes pour résultat d'amener une stase veineuse avec hyper-
hémie passive et engorgement des tissus.

Tillaux, dans son *Traité d'Anatomie Topographique,* dit que
pour Malgaigne, la raison de la prédominance des kystes à
gauche serait que, dans le coït, les droitiers appuient plus à
droite et par conséquent sur le côté gauche de la vulve.

Quel est le siège de ces kystes ?

On peut les rencontrer : 1° dans le canal excréteur ;
2° dans les granulations de la glande ; 3° ils peuvent affec-
ter la forme dite en chapelet ; 4° ils peuvent se développer
dans les granulations accessoires de Cruveilhier.

1° *Kystes du canal excréteur.* — « Quand ils ont un volume
assez considérable, au point de déformer la vulve, ces kystes occupent les deux tiers inférieurs de celle-ci. La petite
lèvre du côté sain est refoulée et celle du côté malade a
presque disparu dans ses deux tiers inférieurs, l'ouverture
vulvaire est obstruée par une tumeur arrondie qui vient
s'accoler à la petite lèvre du côté non affecté et qui a le
volume d'une noix.

» Le pli qui sépare les deux lèvres et qui est formé par le
côté interne de la grande lèvre, et dont les extrémités vont
rejoindre insensiblement la supérieure, le mont de Vénus,
l'inférieure, le périnée en formant le raphé ; ce pli n'existe
qu'au tiers supérieur, il est remplacé, dans les deux tiers
inférieurs par la saillie que forme le kyste. Les caroncules
myrtiformes sont presque effacées, l'orifice du vagin est obs-
trué au point de gêner les rapports sexuels et d'empêcher
le libre écoulement des liquides utéro-vaginaux » (Leroux).

On remarque que la peau qui recouvre la tumeur n'a nul-
lement changé de couleur ; cette peau est mobile sur le plan

sous-jacent, c'est-à-dire sur le kyste, qui n'est pas douloureux à la pression.

Si l'on introduit le doigt dans le vagin, on constate que, au niveau de la tumeur, la muqueuse est adhérente à celle-ci. Bien que le kyste puisse être déplacé par les mouvements que le doigt lui imprime, on sent cependant qu'il tient par un pédicule que l'on trouve, à la dissection, formé par les vaisseaux et les nerfs. Ce pédicule s'implante à la partie externe de la branche ascendante de l'ischion.

Le kyste du conduit excréteur, dit Huguier, est celui qui déforme le plus la vulve. Il est sous la peau, il occupe les extrémités du diamètre transversal de l'orifice vulvaire à l'union du tiers postérieur avec les deux tiers antérieurs du pli vulvaire.

Le kyste du conduit est celui qui amène, de la façon la plus caractéristique, la déformation de la vulve.

Kystes développés dans les granulations. — Ici la déformation de la vulve est beaucoup moins accentuée, et c'est à peine si, à l'inspection, on peut s'en rendre compte, à moins toutefois que la tumeur ne soit pas trop considérable.

Une ou plusieurs granulations de la glande peuvent être distendues par le liquide. Généralement, le processus pathologique s'est cantonné dans une seule granulation. Nous voyons une tumeur oblongue séparée en deux par le bord libre de la petite lèvre, embrassant les deux tiers inférieurs de la vulve, dépassant un peu en dedans l'ouverture du vagin et s'étendant en dehors vers la grande lèvre. Nulle trace du pli lympho-labial. La petite lèvre est effacée et les caroncules myrtiformes ont disparu.

En introduisant le doigt dans le conduit vulvaire, on ne sent pas ici, comme dans le kyste du conduit glandulaire, la tumeur paraître superficielle, mais on sent au contraire qu'elle est profondément située. Jamais elle n'obstrue l'ouverture vaginale,

Quelquefois, au lieu d'une seule granulation, on en trouve plusieurs, distendues par le mucus. Petites, elles se disposent en série et envahissent tout ou partie de la glande. Nous avons affaire alors aux kystes en chapelet, décrits par Boys de Loury. Huguier compare alors la glande à l'ovaire en grappe des reptiles.

Les kystes développés dans les granulations adhèrent aux parties voisines par différents points de leur surface, et cette disposition rend leur énucléation très difficile, pour ne pas dire impossible. Dans le cas qu'il nous a été donné de voir opérer, il n'a pas été possible à M. Forgue, malgré sa grande habileté, d'enlever le kyste sans laisser écouler le contenu.

Ces kystes contractent des adhérences avec le muscle constricteur du vagin, les muscles du sphincter de l'anus et transverse du périnée. Il font corps intime avec le tissu glandulaire vulvo-vaginal, le tout amarré, par des cordes vasculaires, à la branche ascendante de l'ischion.

La surface externe de ces kystes est polie, lisse, brillante. Quelquefois cependant, il arrive qu'un de ces kystes, bien que développé dans une seule granulation, présente une cavité cloisonnée en deux ou plusieurs loges, tout comme un kyste de l'ovaire.

La paroi des kystes de la glande vulvo-vaginale, épaisse de trois à quatre millimètres, est formée de trois membranes.

La membrane interne, mince et transparente, offre beaucoup d'analogie avec la muqueuse du globe de l'œil.

Elle est tapissée d'un épithélium le plus souvent cylindrique, quelquefois cylindrique à cils vibratiles, plus rarement pavimenteux. Cet épithélium est supporté par une mince membrane conjonctive, à tissu lâche.

La membrane moyenne est formée de tissu conjonctif très dense, fibreux, inextensible.

La membrane externe varie, selon que l'on a affaire à un kyste glandulaire ou à un kyste du conduit. Dans les kystes glandulaires, elle est différente également suivant que la tumeur est périphérique ou centrale : périphérique, la membrane est formée par le tissu parenchymateux et fibro-cellulaire qui enveloppe la glande ; centrale, la membrane est plus épaisse et constituée par du tissu homogène grisâtre sans lamelles ni filaments.

Ces trois membranes ne sont évidentes que lorsque le kyste ne s'est pas enflammé. Dans le cas contraire, leur histologie est impossible.

Ces kystes sont très vasculaires. Nous avons vu au chapitre « Anatomie » quelles sont leurs différentes voies d'irrigation.

Contenu. — Que le volume du kyste soit petit ou considérable, le liquide qu'il contient est presque invariablement le même. Ce liquide est épais, filant, clair, transparent, incolore, analogue à du blanc d'œuf. Huguier le compare au mucus qui s'écoule de l'utérus chez les femmes atteintes d'une hypersécrétion simple des follicules de Naboth. Ce liquide est inodore, insipide, insoluble dans l'alcool et dans l'eau. Il ne se coagule pas à la chaleur. Soumis à l'évaporation, il laisse un résidu sec, cassant, translucide, qui, au contact de l'eau, reprend ses qualités primitives. Tous ces caractères le différencient de celui que renferment les kystes séreux.

Quelquefois cette teinte opaline du mucus n'existe pas. Celui-ci peut être alors noir, brun-chocolat, rouge sanguinolent ou purulent.

Au microscope, on y découvre des globules muqueux, des cellules épithéliales provenant de la membrane interne du kyste, quelquefois des globules graisseux, souvent des globules sanguins. Ceux-ci proviennent sans doute des capillaires de la muqueuse glandulaire un instant congestionnée, à l'époque surtout des règles. Quand le kyste a été enflammé, on peut rencontrer, dans le liquide qui a perdu ses caractères purulents et est devenu opalin, des globules de pus.

D'après Virchow (Traité des tumeurs, II, pag. 283), il ne faudrait pas faire une classification des kystes en se basant sur la nature de leur contenu, qui est très variable : « Les substances sécrétées retenues primitivement ne se transforment pas seulement dans leur composition, parfois au point qu'il n'en reste plus aucun reste intact, mais elles peuvent aussi être complètement résorbées. Il s'y mêle en même temps de nouveaux produits sécrétés, transsudés ou hémorragiques, fournis par la paroi, et il peut arriver ainsi que, dans le cours du temps, le contenu kystique perd entièrement son caractère primitif. On peut trouver un contenu aqueux là où il était auparavant gélatiniforme, coloré là où il était auparavant incolore, cellulaire là où primitivement il n'y avait que des substances amorphes.

» Il est par suite nécessaire de distinguer différents stades dans le cours du développement de ces tumeurs. Ce n'est que dans le stade initial qu'existent dans leur pureté, les sécrétions spécifiques qui ont servi de véritables points de départ à la formation de la tumeur. Une recherche faite dans les stades ultérieurs montre souvent des substances toutes différentes et nouvelles, qui sont en partie le résultat de la décomposition des substances existant auparavant et en partie fournies consécutivement par la paroi interne de la poche. »

Le même auteur s'exprime ainsi un peu plus loin : « Pour ce qui est du contenu, il est ordinairement de deux natures, ainsi on retrouve la plupart du temps réunis des éléments épithéliaux et du simple mucus, qui forment au

3

début une masse filante gélatiniforme, appelée par quelques-uns *colloïde*. L'épithélium, dans ces cas, n'est pas toujours parfaitement identique avec l'épithélium qui existait auparavant. Plus le sac s'élargit, plus s'altère souvent la conformation de l'épithélium, tandis qu'au début on trouve dans le kyste le même épithélium qui y était primitivement: de l'épithélium pavimenteux, si c'était de l'épithélium pavimenteux; de l'épithélium cylindrique, si c'était de l'épithélium cylindrique ; de l'épithélium vibratile, si c'était de l'épithélium vibratile ; il peut arriver plus tard qu'on ne trouve plus que de l'épithélium pavimenteux, tandis qu'auparavant il y avait de l'épithélium cylindrique ou vibratile ».

A mesure que le kyste évolue, les cellules épithéliales se détachent de la paroi et demeurent libres dans la cavité kystique. Elles ne s'y conservent pas, elles se désagrègent, soit en subissant les métamorphoses graisseuses, soit, ce qui est le cas le plus ordinaire, en se ramollissant et en se liquéfiant, transformation pendant laquelle il n'est pas rare de rencontrer les restes des cellules de noyaux restés libres. Dans certains endroits, à mesure que la désagrégation avance, il se forme des grains gélatiniformes particuliers, à demi-mous, d'une structure tantôt simple, tantôt stratifiée, le contenu du kyste a alors ordinairement une consistance épaisse, filante ou gélatiniforme. Dans d'autres cas, la masse se liquéfie de bonne heure, en partie peut-être par une transsudation dès le début plus aqueuse, provenant de la paroi toujours vascularisée, et en partie par une désagrégation chimique progressive.

« S'il y a beaucoup d'épithéliums, le mucus ou le liquide en prendront naturellement un aspect trouble, le contenu du sac est tacheté, ou bien il est en général plus gris, et lorsque, ce qui n'est pas très rare, la sécrétion cellulaire n'est pas seulement de nature épithéliale, mais qu'il survient des états plus avancés d'irritation, il peut se mêler au contènu des corpuscules muqueux et finalement des globules de pus qui lui donnent un aspect blanchâtre, jaunâtre ou purulent ».

Leroux dit que, toutes les fois qu'il lui est arrivé de trouver le contenu d'un kyste purulent, il y avait en même temps inflammation des parties voisines, et cette poussée inflammatoire avait pour cause rarement un traumatisme, le plus souvent des excès de coït répétés.

CHAPITRE V

Symptomes et Diagnostic

Les kystes de la glande vulvo-vaginale se présentent sous la forme d'une tumeur ovoïde, de volume variable, depuis celui d'une noisette jusqu'à celui d'un œuf de pigeon. La peau qui recouvre la tumeur a gardé sa coloration normale et n'est pas douloureuse au toucher ; elle glisse facilement sur le plan sous-jacent. Cette tumeur est franchement fluctuante, et, lorsqu'elle a atteint un volume considérable, il est facile de constater, à l'aide d'une bougie, sa transparence.

A-t-on affaire à un kyste du conduit ou à un kyste de la glande ?

D'une manière générale, le kyste du conduit est plus fréquent et plus considérable que celui de la glande. Il proémine du côté de la vulve, dont il occupe les deux tiers inférieurs. Le sillon qui sépare la face interne des grandes lèvres de la face externe des petites lèvres a disparu vers la partie inférieure et est remplacé par une saillie. La glande est refoulée vers la branche montante de l'ischion.

Le kyste de la glande a un siège presque constant qui se trouve aux extrémités du diamètre transversal de l'entrée de la vulve, au point d'union du tiers postérieur avec les deux tiers antérieurs de la grande lèvre. Il peut se développer à différentes profondeurs suivant qu'il occupe les lobules

superficiels de la glande ou ses lobules profonds ou accessoires.

Toutes les parties glissent sur la tumeur, excepté en dedans, où la muqueuse y est adhérente.

Le kyste est situé plus haut et obstrue moins le vagin que
le kyste du conduit.

Les affections qui offrent des analogies avec les kystes de
la glande vulvo-vaginale et avec lesquelles ils peuvent être
en communication sont : 1° l'engorgement chronique de la
glande ; 2° les abcès ; 3° les autres kystes de la vulve.

1° Les kystes ont une durée plus longue et une marche
plus lente que l'engorgement glandulaire. Ils diffèrent encore
de celui-ci par leur insensibilité propre, leur forme plus
régulièrement arrondie, la régularité de leur surface, leur
consistance uniforme, leur fluctuation.

2° Les kystes diffèrent des abcès en ce que la peau n'est
pas rouge, tuméfiée, douloureuse, mais, au contraire, normale, indolente.

Dans les abcès il y a une inflammation phlegmoneuse concomitante de la peau, de la muqueuse et du tissu cellulaire
voisins, ce qui n'existe pas dans les kystes.

Dans les abcès, fièvre ; dans les kystes, pas de fièvre.

Dans les abcès, la fluctuation, au début, n'est sensible
qu'au centre; dans les kystes, elle est uniformément répan-
due. De plus, cette fluctuation n'est jamais dans les kystes
aussi évidente et aussi prononcée que celle d'un abcès bien
formé ; les kystes sont toujours plus fermes, plus élastiques
que les abcès.

Ils diffèrent encore entre eux par leur évolution. Le début
du kyste est insidieux, sa marche très lente, les phénomènes
locaux moins intenses, les signes généraux nuls. L'abcès
évolue en 24 heures et débute par une douleur sourde , plus

tard lancinante et s'irradiant vers la cuisse du même côté. La malade a la démarche difficile et peut à peine se tenir debout.

Enfin, la ponction exploratrice lève tous les doutes.

3° Les kystes de la glande diffèrent des autres kystes de la vulve par les caractères suivants, que nous empruntons au travail de Huguier :

a) *par leur situation.* Les kystes de la glande ont un siège constant qui est, par définition, la glande ou son conduit. Les kystes de la vulve présentent les situations les plus diverses.

b) *par leur volume.* Les kystes séreux et hématiques de la vulve atteignent des proportions inconnues des kystes glanduleux.

c) *par le pédicule*, qui toujours rattache le kyste de la glande à la branche ascendante de l'ischion.

d) *par l'histologie différente* de leurs parois.

e) *par le liquide* qu'ils contiennent.

f) *Les kystes glandulaires* diffèrent encore des kystes de la vulve par ce fait que : 1° ils ne doivent pas leur origine à un épanchement de sang, résultat d'un coup ou d'une chute ; 2° le liquide qu'ils renferment est, dès le début, transparent, clair, incolore, épais et filant, caractères opposés à ceux du liquide des kystes séreux et hématiques.

4° Les kystes développés dans les follicules mucipares isolés de l'entrée de la vulve peuvent être confondus avec les kystes glandulaires. On se rappellera que les premiers n'ont pas une situation propre, qu'ils sont beaucoup plus superficiellement placés, qu'ils siègent dans l'épaisseur ou

immédiatement au-dessous de la membrane muqueuse.
Cette membrane, qu'ils soulèvent, est tendue, luisante et
permet d'apercevoir la couleur du liquide qu'ils renferment.
Les kystes de la glande ne présentent jamais la teinte variée
des kystes des follicules mucipares.

De plus, les kystes des follicules mucipares offrent une
grande fragilité ; le traumatisme le plus léger peut quelquefois les déchirer.

Leur volume, ordinairement très petit, n'atteint jamais
celui des kystes glandulaires.

5° Enfin, signalons les kystes stéatomateux ou sébacés de
la vulve, avec lesquels les kystes glandulaires pourraient être
confondus.

Vidal, de Cassis, appelle ces kystes stéatomateux des
loupes de la vulve. Dans son *Traité de Pathologie Externe*, il
cite une observation d'une tumeur de ce genre, qui pesait
quatre livres.

Virchow appelle ces kystes des athéromes.

Ces tumeurs ont un siège différent de celui de la glande
et ne déforment pas la lèvre de la même façon. Leur subs-
tratum anatomique est toujours un follicule pileux. Elles
font corps avec la peau, aux dépens de laquelle elles se sont
formées.

CHAPITRE VI

Pronostic

Les kystes de la glande vulvo-vaginale ne sont pas des affections graves. Généralement, les malades n'ont recours au médecin que lorsque le kyste a atteint un développement exagéré, déformant les organes, gênant la marche et rendant impossibles ou très difficiles les rapprochements sexuels.

Un grand nombre de femmes même, retenues par un sentiment de pudeur exagéré, se condamnent à être gênées toute leur vie par une infirmité qu'elles n'osent avouer.

Quelquefois, ces kystes viennent à s'enflammer à la suite d'excès de coït ou d'une contusion quelconque. L'inflammation peut rester limitée au kyste ou bien se propager autour de lui et amener des phlegmons des grandes lèvres, avec hyperthermie générale et quelquefois adynamie. Ces complications sont heureusement fort rares, et l'affection demeure, dans son ensemble, une affection bénigne.

CHAPITRE VII

Traitement

Plusieurs traitements ont été tour à tour institués contre les kystes de la glande vulvo-vaginale. Nous allons les passer rapidement en revue.

Contre les kystes peu volumineux du début et survenus à la suite d'une inflammation du canal ou de la glande, Huguier employait les antiphlogistiques locaux.

Leroux, qui a traité un nombre considérable de ces kystes et a fait précéder toujours son traitement d'applications locales antiphlogistiques, dit que celles-ci ne lui ont jamais donné de résultat favorable. Il a pu faire disparaitre l'inflammation du kyste et celle circonvoisine, mais la tumeur proprement dite a subsisté.

Les principales méthodes employées dans le traitement des kystes sont :

1° *La ponction simple.*

2° *La ponction suivie d'injection iodée.*

3° *L'excision partielle.*

4° *L'incision simple ou suivie de la cautérisation de la poche au nitrate acide de mercure ou au nitrate d'argent.*

5° *L'injection de chlorure de zinc.*

6° *L'extirpation de la glande.*

(a) *Ponction simple.* — On l'a proposée pour les kystes qui ne dépassent pas le volume d'une noix. C'est un traitement infidèle. La plupart du temps, cette opération a été suivie de récidive dans la formation du kyste. Si le liquide est tant soit peu épais, on comprend les grandes difficultés que présente la poche à se vider. D'autant qu'il est presque impossible d'agir mécaniquement sur la tumeur, après son incision, pour la comprimer et en chasser ainsi le liquide contenu. A la vulve, en effet, les parties osseuses sont fort éloignées ; il faut refouler une trop grande épaisseur de parties molles pour arriver sur la branche ascendante de l'ischion, et en comprimant sur le pubis, c'est la partie supérieure de la vulve qui est serrée, et le tiers inférieur, qui est le siège de la tumeur, ne participe aucunement à la compression.

D'autre part, cette ponction expose à la fistule. Les bords de la plaie ne se réunissent pas et le mucus secrété par la glande s'écoule incessamment.

(b) *Ponction suivie d'injection iodée.* — Ce procédé n'a pas donné de bons résultats. Leroux l'a expérimenté sur deux malades et n'a rien obtenu de satisfaisant. Le docteur Lizé, du Mans, dont nous reproduisons plus loin l'observation, n'a guère été plus heureux.

Dans les trois cas cités, le manuel opératoire a été le suivant : Ponction du kyste avec l'aspirateur Potain ; après écoulement du liquide, injection dans la poche de 8 à 10 grammes de teinture d'iode iodurée. Quinze jours après, le kyste s'était reproduit. De nouvelles injections iodées pratiquées ont abouti au même résultat.

(c) *Excision partielle.* — Elle a été pratiquée par Boys de Loury (voir observation III). Ce chirurgien isole complètementla membrane kystique, dissèque la peau et la muqueuse, ouvre largement le kyste et ébarbe avec des ciseaux les parties de l'enveloppe du kyste qui ont été mises à nu, puis il enlève avec des pinces quelques portions de la membrane enveloppante sur d'autres parties de la poche. Il détermine ensuite l'inflammation et la suppuration dans le reste du kyste en le bourrant avec des bourdonnets de charpie.

Dans l'observation que nous reproduisons plus loin, la malade est sortie guérie 22 jours après cette opération.

(d) *Incision suivie ou non de cautérisation de la poche.* — Velpeau, Robert, Blandin, Boys de Loury, Huguier, ont souvent adopté ce procédé.

Velpeau pratique son incision sur le côté interne de la tumeur, pour les raisons suivantes: 1º il évite le contact de l'autre lèvre ; 2º par son procédé, la lèvre, au lieu de gêner l'écoulement du pus, presse et l'aide à sortir (Gazette des hôpitaux, 1840. p. 94).

Robert ne se contente pas d'inciser la tumeur ; il fait en même temps une incision de la glande et cautérise au nitrate d'argent (Archives de Médecine, A, II, p. 184).

Blandin fait l'incision de la partie antérieure à la partie postérieure de la vulve, et, comme ces kystes ont de la tendance à se transformer en fistules, il tamponne le fond de la plaie avec de la charpie (Gazette des hôpitaux, 1847, p. 347).

Huguier pratique dans le pli nympho-labial ou génito-crural une incision mesurant trois à quatre centimètres, parallèle au grand diamètre de la lèvre. La cavité du kyste, vidée, est remplie de charpie sèche ou recouverte de différents topiques. — Quand les parois de la poche sont très épaissies, il cautérise l'intérieur de celle-ci avec une solution concentrée de nitrate acide de mercure.

L'incision suivie de cautérisation au nitrate d'argent est le procédé de choix du docteur Boureau, de Saint-Lazare.

Le docteur Boureau fait l'incision sur le côté interne de la lèvre ; il ponctionne le kyste à sa partie supérieure et termine par une incision de 5 à 6 centimètres, qui va en diminuant de profondeur de façon à éviter que le pus ne reste dans le cul-de-sac que formerait inévitablement la partie inférieure de l'incision, puis il introduit le crayon de nitrate d'argent, cautérise la plaie dans tous les sens, met de la charpie sèche de façon à écarter les bords et à faire cicatriser le fond de la plaie tout d'abord (Leroux).

(e) *Injections de chlorure de zinc.* — Elles ont été conseillées par Th. Anger, dans un rapport présenté par lui à la Société de Chirurgie. Le Dentu s'est fait le propagateur ardent de cette méthode curative.

Th. Anger commence par faire une ponction de la poche, avec la seringue de Pravaz ; si le liquide est muqueux, filant, s'il n'est pas trop épais, il injecte quatre à cinq gouttes de la solution suivante :

> Chlorure de zinc.......... 0,10 centigr.
> Eau distillée.............. 5 gr.

Quelques heures après l'opération, il se développe dans le kyste une vive inflammation. La tumeur devient tendue, douloureuse. Mais ces phénomènes inflammatoires ne dépassent pas une durée de douze à vingt-quatre heures. Peu à peu, le kyste diminue de volume, toute douleur a disparu, et quinze jours après, la malade se trouve complètement guérie.

Nous donnons plus loin deux observations (observations VIII et IX) de deux malades traitées de la sorte et guéries.

Comment, dans ce cas, agit le chlorure de zinc ?

Th. Anger assimile l'action de celui-ci sur le liquide du kyste à celle des acides digestifs sur l'albumine.

(f) *Extirpation de la glande*. — C'est le procédé opératoire qui met à l'abri de toute récidive. Malheureusement,
les difficultés dont il s'accompagne font que la plupart des
chirurgiens, et en particulier Reclus, ne l'emploient qu'après
que les autres procédés, énumérés plus haut, ont échoué.

En effet, les adhérences de la partie de la glande dans
laquelle s'est développé le kyste avec les tissus voisins et les
adhérences pathologiques que la tumeur a pu contracter
font de l'extirpation complète une opération difficile, très
longue, très douloureuse et suivie souvent d'hémorragies
graves,

CHAPITRE VIII

Observations

OBSERVATION PREMIÈRE
Personnelle
(Recueillie dans le service de M. le Professeur FORGUE)

Kyste de la glande vulvo-vaginale gauche. — Extirpation.

Madame B.... 30 ans, ménagère, est entrée à l'hôpital suburbain, de Montpellier, pour un kyste de la glande vulvo-vaginale gauche.

A toujours été bien réglée. Enceinte, il y a trois ans, a eu une grossesse excellente et a accouché normalement.

Quelques mois après son accouchement, elle s'est aperçue que la grande lèvre du côté gauche était devenue un peu plus volumineuse. La tumeur, pendant deux ans, semble ne pas avoir augmenté de volume. Indolore, elle n'apportait aucune gêne à la malade, soit dans la marche, soit dans les relations sexuelles.

Il y a six mois, à la suite de règles plus douloureuses que de coutume, Madame B... s'est aperçue que sa tumeur, jusque-là stationnaire, augmentait rapidement de volume. Après la marche, la malade ressentait un peu de douleur et de pesanteur.

Les rapports sexuels devenant douloureux, la malade se décide à consulter un médecin et entre à l'hôpital Saint-Eloi, de Montpellier.

Etat actuel. — La tumeur occupe la partie inférieure de la grande lèvre gauche. Son volume égale celui d'une grosse noisette. La consistance est molle. Fluctuation légère.

La peau ne présente aucun changement de coloration, elle est mobile sur la tumeur, laquelle est elle-même mobile sur les tissus sous-jacents. La malade accuse peu de douleur, si ce n'est au moment du coït.

Ces divers caractères de la tumeur, les commémoratifs, font porter le diagnostic de kyste de la glande vulvo-vaginale.

La malade est chloroformisée. L'incision est faite sur la muqueuse qui recouvre le kyste. Celui-ci est mis à nu, rendu saillant et énucléé. Cette énucléation cependant ne se fait pas sans quelques difficultés ; la tumeur, en effet, s'enfonce profondément, il faut la dégager des amarres vasculaires qui la relient à la face postérieure de la branche descendante du pubis. Le pédicule est sectionné, et il s'ensuit un écoulement assez considérable de sang.

L'hémostase assurée, la plaie détergée est bourrée de gaze enduite de vaseline iodoformée.

Les jours qui suivent, pas de suppuration. La cicatrisation se fait parfaitement.

Dix jours après l'opération, la malade, bien qu'incomplètement guérie, quitte l'hôpital et rentre chez elle.

Nous lui avons écrit, deux mois après sa sortie de l'hôpital pour lui demander si elle était complètement guérie. Elle nous a répondu que non.

Nous mettons sur le compte de son départ précipité de l'hôpital et des mauvais soins consécutifs apportés au pansement de la plaie cette lenteur dans la guérison définitive.

Il ne nous a pas été possible de revoir la malade, vu qu'elle habite à plus de cent kilomètres de Montpellier.

OBSERVATION II

(Boys de Loury, *Société de Méd. Paris* 1840)

Kyste de la glande vulvo-vaginale gauche. — Incision. — Guérison.

La nommée Lebrun, 45 ans, ancienne fille publique, présente à la partie interne de la lèvre gauche une tumeur dure
sans élasticité, s'étendant dans la direction du vagin, qui
proémine sur la muqueuse et s'enfonce ensuite profondément.
On ne peut juger entièrement son volume, qui paraît considérable. Cette femme porte depuis douze ans cette tumeur,
qui la gêne lorsqu'elle marche longtemps et l'empêche de
s'asseoir ; sa pesanteur a fait descendre la lèvre de ce côté
à plus de huit centimètres au-dessous de l'autre.

Une incision est pratiquée, s'étendant sur toute la lon-
gueur de la muqueuse de la grande lèvre ; cette incision
étant insuffisante pour mettre à découvert une assez grande
partie de la tumeur, on est obligé d'en pratiquer une
seconde, s'étendant profondément dans le vagin, et venant
se réunir à la première en T. La dissection de cette tumeur
est longue et laborieuse ; lisse en avant, il n'en était pas de
même sur les côtés et en arrière ; elle présente des anfrac-
tuosités et il y a des adhérences fort intimes avec le tissu
cellulaire environnant. Plusieurs artérioles sont ouvertes et
on a grand peine à attirer en dehors la tumeur, tant elle
s'enfonce profondément. Le sang est facilement arrêté. La
plaie, après l'extraction de la tumeur, est très profonde.
Elle est remplie de charpie. Aucun accident consécutif, sauf
la suppuration.

La guérison est complète six semaines après l'opération.

Observation III

(Huguier. *Mémoire présenté à l'Académie de Méd.* 1860)

Kystes muqueux des deux appareils glanduleux. — Excision partielle. — Guérison.

La nommée Dun... P... âgée de 28 ans, couturière ; non mariée.

Réglée à 14 ans, les règles ont toujours été régulières ; a été déflorée à 18 ans, a eu un enfant à 19 ; l'accouchement a été heureux et facile. A eu il y a deux ans une affection syphilitique pour laquelle elle a subi un traitement mercuriel. Depuis son accouchement, elle a conservé un peu de flueurs blanches.

La malade dit n'être pas passionnée, elle assure que les rapports sexuels lui sont peu agréables. Depuis cinq ou six mois, elle s'est aperçue de deux petites tumeurs à la vulve, une dans chaque grande lèvre ; elle ne peut préciser au juste à quelle époque elles ont commencé à paraître. Tout ce qu'elle sait, c'est que, dans les premiers mois qu'elle s'est aperçue de l'existence de ces tumeurs, celles-ci prenaient plus de volume et étaient plus sensibles au moment des règles qu'à toute autre époque. Quand l'écoulement menstruel était terminé, leur volume, leur sensibilité diminuaient, et la malade n'en était plus incommodée.

Depuis deux mois, les tumeurs ont conservé la dimension qu'elles ont aujourd'hui, celles d'un très petit œuf de poule ; elles ne diminuent plus dans l'intervalle des règles.

Elles sont placées à la base et dans l'épaisseur des deux grandes lèvres, à l'union de leur tiers postérieur avec leurs tiers antérieurs ; elles ont effacé la partie inférieure des nymphes en s'appropriant la portion de membrane muqueuse

4

qui forme ces replis. Elles sont ovalaires ; leur grand diamètre est dirigé de haut en bas. Lorsqu'on les écarte l'une
de l'autre, on voit que leur surface interne est aplatie dans
le point où elles se correspondent.

Toutes les parties molles qui entourent ces tumeurs sont
saines, la peau de la face externe et du bord libre de la
lèvre n'a contracté avec elle aucune adhérence ; elle est
seulement lisse et tendue ; en dedans, la membrane muqueuse
leur adhère fortement les caroncules myrtiformes inférieures sont effacées, l'orifice du conduit excréteur est introu-
vable.

Ces tumeurs sont fermes, élastiques, uniformément fluc-
tuantes, insensibles. En les attirant en bas et du côté opposé,
on sent qu'elles sont rattachées à la branche ascendante de
l'ischion.

La malade s'est décidée à entrer à l'hôpital pour se faire
traiter de ces grosseurs, parce qu'elles la gênent lorsqu'elle
est assise depuis longtemps la gênent encore plus pendant
la marche, lui causent des douleurs lorsqu'elle fait une longue course ; enfin, parce qu'elles retiennent quelquefois le
sang des règles dans le vagin. Un léger écoulement vaginal
existe avec cette affection.

Une incision de trois centimètres environ est pratiquée à
la partie inférieure de chaque tumeur, un peu plus près de
sa partie interne que de l'externe ; aussitôt le liquide qu'elles contiennent s'en échappe ; il y en avait dans chacune près
de deux cuillerées à soupe.

Celui du kyste gauche est très épais, filant, clair, d'un
blanc nacré, celui du kyste droit n'en diffère que par sa couleur fauve et sa moindre consistance ; il renferme, de plus,
quelques globules sanguins. Ces liquides sont alcalins,
ne se coagulent pas par la chaleur, sont insolubles dans l'eau
et l'alcool.

Plusieurs portions des parois de ces kystes furent saisies avec des pinces et enlevées avec des ciseaux courbes. Les cavités furent remplies de charpie sèche maintenue à l'aide de compresses et d'un bandage en T double.

Le pansement est enlevé trois jours après et renouvelé, Pas de suppuration. Cinq jours après l'opération, l'intérieur du kyste est cautérisé au nitrate d'argent. La suppuration apparaît trois jours après. Peu à peu, la cavité diminue, le fond se rapproche de la muqueuse.

Enfin, 22 jours après l'opération, la plaie est cicatrisée et la malade est entièrement guérie.

OBSERVATION IV
(ibidem)

Kyste de l'appareil glanduleux gauche. Incision. Cautérisation au nitrate d'argent. Guérison.

La nommée Dut. Fr..., 30 ans, vernisseuse. Réglée à 15 ans et bien, tempérament lymphatique, a toujours eu des flueurs blanches abondantes. Rapports sexuels pour la première fois à vingt ans. Très portée aux plaisirs vénériens.

A eu une blennorrhagie, mais postérieure à la formation du kyste. Il y a quatre ans, elle s'est aperçue, à la suite d'un accouchement très facile, d'une grosseur siégeant dans les parties inférieures de la grande lèvre gauche ; cette grosseur n'a jamais été douloureuse et a toujours eu le volume d'une noix.

L'examen des organes génitaux montre les faits suivants :

Dans la grande lèvre gauche, à l'union du tiers postérieur de cette lèvre avec ses deux tiers antérieurs, un peu au-dessus de l'extrémité gauche du diamètre transversal de l'entrée de la vulve, existe une tumeur du volume d'une noix. Cette tumeur est souple, douce et lisse sur toute sa circonférence ; elle est fluctuante, offre dans toute son étendue la même consistance, et se laisse facilement déprimer.

Comme les nymphes sont très développées chez cette femme, celle du côté gauche n'est qu'en partie déplissée par la saillie que forme le kyste, de telle sorte que la face inférieure de celui-ci est divisée d'avant en arrière en deux portions, l'une interne et l'autre externe, par une crête saillante formée par le bord libre de cette nymphe. La membrane muqueuse et la peau qui recouvrent la tumeur sont légèrement tendues, luisantes, mais ont conservé leur teinte et leur sensibilité naturelles.

La membrane muqueuse seule adhère fortement à la surface interne de la tumeur ; sur toutes les autres parties de celle-ci, ces membranes glissent avec la plus grande facilité. On ne peut rencontrer l'orifice du conduit excréteur ; jamais la malade ne ressent de douleur dans cette tumeur à la pression.

Les règles n'ont aucune influence sur sa marche, contrairement à ce que nous avons vu dans l'observation de la femme Dum. L...

Une incision longue de 2 centimètres est faite à la partie inférieure et extérieure du kyste, à 8 ou 9 millimètres de la crête saillante formée par le bord inférieur de la nymphe. Le kyste est vidé et la membrane interne cautérisée avec le crayon de nitrate d'argent.

Les jours suivants, la cavité kystique se réduit de plus en plus, et 20 jours après la malade est guérie.

OBSERVATION V

(ibidem)

Kyste du conduit excréteur gauche. Extirpation comp'ète avec la glande.
Guérison.

La nommée T... E..., 46 ans, blanchisseuse. Réglée à 14
ans. Depuis cette époque, les menstrues ont toujours été
abondantes et régulières. A eu 2 enfants. N'a jamais eu de
maladie vénérienne.

Il y a trois mois, elle s'est aperçue de la présence d'une
grosseur dans l'épaisseur de la grande lèvre gauche. Elle ne
peut indiquer à quelle époque cette affection a commencé à
se développer.

A l'examen, on constate, dans l'épaisseur de la grande
lèvre gauche, une tumeur du volume d'une noix, élastique,
uniformément consistante, fluctuante. Elle déforme la grande
lèvre de manière à lui donner la figure d'une poire allongée,
dont la grosse extrémité serait dirigée en bas et en arrière.

La base et l'extrémité postérieure de la petite lèvre est
dédoublée, soulevée par la tumeur, de telle sorte que la
nymphe gauche est beaucoup plus courte, plus proéminente
que celle du côté droit. Quand on fait saillir la tumeur, elle
apparaît tout à fait arrondie. En haut, elle dépasse le méat
urinaire ; en bas, elle déprime et abaisse l'extrémité anale
de la grande lèvre.

Le segment interne de cette tumeur est rose, recouvert
par la membrane muqueuse de la nymphe. Cette partie du
kyste, qui regarde en dedans, oblitère entièrement l'entrée
de la vulve. Il faut déjeter la tumeur en dehors pour
apercevoir cette entrée.

Le segment externe, plongé dans le tissu cellulaire de la

grande lèvre, est recouvert par la peau; il se prolonge jusque vers la face interne de la branche ascendante de l'ischion, dont il n'est séparé que par la glande vulvo-vaginale qui adhère intimement à lui. La palpation reconnaît, non seulement cette glande, qui forme une petite tumeur ferme, résistante, non fluctuante, mais encore le sillon circulaire qui la sépare de l'extrémité externe du kyste.

Le kyste et la glande vulvo-vaginale correspondante sont enlevés à l'aide de deux incisions semi-elliptiques horizontales dont les extrémités internes vont se réunir sur la partie latérale gauche du vagin, à un centimètre au-dessus de son orifice. Le kyste est enlevé en entier sans être ouvert. Pansement simple.

Aucun accident local ou général n'est survenu à la suite de l'opération.

Vingt jours après celle-ci, non seulement la plaie qui en résultait était guérie, mais il fallait renverser la grande lèvre en dehors pour voir la perte de substance faite à la vulve.

OBSERVATION VI

(LEROUX, thèse de Paris, 1878)

Kyste volumineux de la glande vulvo-vaginale. — Enucléation. — Guérison.

Mme Ch..., 27 ans, lingère, présente un kyste de la grande lèvre du côté droit.

Il y a environ deux ans que la malade s'est aperçue que la grande lèvre du côté droit était devenue plus volumineuse, mais, comme elle n'en souffrait pas, elle a négligé de consulter les médecins. Cependant la tumeur a augmenté sensiblement de volume depuis quelques mois et donne lieu à un sentiment de pesanteur qui devient fatigant après une marche ou une station debout longtemps prolongée.

En découvrant la malade, on aperçoit une tumeur volumineuse, de la grosseur du poing, qui cache l'entrée de la vulve et recouvre complétement la grande lèvre du côté gauche.

Cette tumeur a la forme d'une grosse poire dont la grosse extrémité fait saillie au devant de l'anus. La surface est lisse, d'aspect muqueux et recouverte de poils en dehors seulement. La peau est mobile à sa surface quoique énormément distendue. Cette tumeur est bien limitée, rénitente, franchement fluctuante. Elle est assez saillante et la peau qui la recouvre assez amincie pour permettre de l'examiner à la lumière, mais elle n'offre aucune transparence.

Le siège, la rénitence, la fluctuation, la mobilité de cette tumeur, sa forme, sa marche lente et graduelle, son indolence absolue, ne laissent aucun doute sur sa nature, et le diagnostic de kyste de la glande vulvo-vaginale est porté sans hésitation, malgré l'absence de transparence et le volume considérable qu'elle a acquis.

La malade est chloroformisée.

Une longue incision de la peau allant du pubis à l'anus permet de découvrir la membrane kystique, que l'on a soin de ne pas ouvrir. Toute la partie saillante de la tumeur s'énuclée facilement, mais la dissection de la partie profonde est longue et pénible, parce que la tumeur s'enfonce profondément jusqu'à la branche descendante du pubis.

La section du pédicule, qui est très profondément situé, est suivie d'un écoulement assez considérable de sang.

La tumeur néanmoins est énucléée en totalité.

Les suites de l'opération furent assez sérieuses.

L'énorme cavité occupée par le kyste suppura abondamment et les parois ne se rapprochèrent que lentement.

La malade sortit guérie deux mois après son opération.

Observation VII
(Résumée)

Maison de Santé de Paris. — Aug. Laurent

Kyste de la glande vulvo-vaginale gauche. — Incision. — Guérison

La nommée Ch..., âgée de 26 ans.

Toujours bien réglée. A eu 3 grossesses normales. Depuis deux ans et demi, la malade a vu se développer une grosseur qui a très rapidement acquis le volume d'un œuf de pigeon.

Aucun trouble fonctionnel, à part un peu de pesanteur et de douleur après la marche. En dehors de ces faits, tumeur indolore, rapports conjugaux faciles.

Située à la partie inférieure de la grande lèvre gauche, la tumeur a sa grosse extrémité dirigée vers la partie inférieure. Sa consistance est molle. Fluctuation. Aucun changement de coloration de la peau, qui est mobile sur la tumeur et celle-ci mobile sur les tissus sous-jacents.

La malade accuse peu de douleur, si ce n'est au moment du coït.

Une incision est pratiquée de haut en bas sur la face externe de la grande lèvre. Le kyste laisse s'échapper un liquide couleur chocolat, mélangé de sang et de mucus.

La poche, vidée, présente une surface interne blanchâtre parcourue d'arborisations vasculaires. Cette cavité est bourrée de charpie imbibée d'une solution de chloral. Guérison.

Observation VIII

(Résumée. — *Ibidem*)

Kyste muqueux à marche aiguë formé aux dépens du canal excréteur de la glande vulvo-vaginale droite, après un abcès de ce canal. Incision, cautérisation au nitrate d'argent ; guérison.

La nommée Ch... M..., âgée de 20 ans, domestique. Toujours bien réglée ; n'a jamais eu d'enfant. A eu, il y a quatre mois, un chancre à la fourchette, avec bubon suppuré de l'aine droite. Ne présentant, à cette époque, aucune affection des grandes et des petites lèvres.

Au moment de son admission, la malade présente un abcès de la glande droite. En effet, la pression de la tumeur fait écouler un liquide purulent, épais et sanguinolent. Un examen minutieux permet de constater qu'on a affaire à un abcès du conduit excréteur, ouvert à la base et à l'extrémité inférieure de la nymphe droite. La glande est elle-même légèrement irritée et sensible à la pression.

Quelques jours après, l'ouverture naturelle et spontanée qui s'était faite au conduit excréteur était entièrement fermée. La malade dit qu'elle ne sent plus aucune humidité à la partie, mais qu'elle croit que la tumeur reparaît. Les nymphes écartées, on observe en effet un léger relief placé dans le point qu'occupe le canal excréteur, dont l'orifice continue à être oblitéré. Au palper, on sent une tumeur du volume d'une grosse noisette, arrondie, résistante, élastique, insensible à la pression.

Cette tumeur augmente sensiblement de volume les jours suivants ; elle devient fluctuante sur toute sa circonférence et présente une consistance uniforme. Elle est indolore.

Une incision longitudinale, longue de 12 à 14 millim., est

pratiquée à la tumeur par la surface interne de la nymphe, à peu de distance des caroncules vers l'orifice oblitéré du conduit. Il s'écoule aussitôt une cuillerée d'un liquide muqueux, légèrement opalin et louche, non coagulable par la chaleur. Les lèvres de l'incision sont ensuite cautérisées au nitrate d'argent.

Légère suppuration pendant quelques jours. Celle-ci finit par disparaître, et vingt jours après l'opération la malade était guérie.

Observation IX

(Résumée. — *Ibidem*)

Kyste muqueux de la glande vulvo-vaginale droite. Excision. Guérison.

M... V..., 32 ans, mariée. A été réglée à 15 ans et toujours bien. N'a pas eu d'enfant. Est très portée aux plaisirs sexuels.

Quand elle se présente à nous, elle nous dit qu'il y a onze ans que la tumeur qu'elle porte à la vulve a commencé à se manifester.

L'examen des organes génitaux montre que la grande lèvre droite renferme, vers le milieu de sa hauteur, une tumeur du volume d'un gros œuf de poule.

Cette tumeur est lisse, arrondie, souple et fluctuante dans tous les points. Elle forme une saillie de quatre centimètres au-dessus du fond du pli génito-crural. Elle est transparente.

La peau et la membrane muqueuse sont saines et libres d'adhérences, excepté en dedans ; elles sont légèrement tendues sur le sommet de la tumeur.

La tumeur est indolore. La malade y éprouve seulement un peu de distension et de gêne, après une grande fatigue.

L'extirpation partielle disséminée est pratiquée. Quatre lambeaux des parois de la cavité, larges de 1 et de 2 centimètres, sont enlevés. La plaie est bourrée de charpie saupoudrée de poudre de colophane.

Vingt jours après, la malade était guérie.

OBSERVATION X

(Résumée)

Hôpital Lourcine, service de M. Cullerier

Kyste de la glande vulvo-vaginale, faisant hernie à travers un chancre
de la nymphe correspondante.

La nommée Hél... Dub..., couturière, 21 ans, est porteuse à la face interne de la nymphe droite d'un chancre très large, avec adénite à la région inguinale gauche.

C'est à la suite d'un accouchement survenu il y a cinq ans, que la malade a commencé à s'apercevoir d'une tumeur développée dans la lèvre droite.

Aujourd'hui, cette tumeur a le volume d'un œuf de pigeon; elle est régulière, lisse à la surface, fluctuante et d'une consistance uniforme Elle fait saillie dans l'intérieur de la vulve : on est obligé de la renverser en dehors pour pénétrer dans le vagin.

Sa surface interne est mise à nu par un chancre qui a détruit la membrane muqueuse qui la recouvrait. Cette tumeur est indolente et les parties environnantes saines. Quant au chancre. la malade s'est aperçue de son existence cinq ou six jours après avoir eu des rapports avec son amant et quinze jours avant sa réception. Elle l'a, dans ce laps de temps, fréquemment touché avec l'alun et le nitrate d'argent, ce qui ne l'a pas empêché de faire des progrès, au point qu'au moment de l'entrée de la malade, cet ulcère, du reste

parfaitement arrondi, a détruit les deux tiers de la face interne de la nymphe, et a deux centimètres et demi de
diamètre. Ses bords sont élevés, rouges en dehors, taillés à
pic et gris en dedans. Son fond, régulièrement convexe, est
formé par la surface interne du kyste ; il est d'une teinte
rouge et offre un grand nombre de granulations grisâtres.

Quelques jours après son entrée, la malade s'évade de
l'hôpital.

OBSERVATION XI

(Ibidem)

Kyste des granulations accessoires de la glande vulvo-vaginale, situé au-dessus
et à gauche de l'urètre. — Extirpation. — Guérison.

Adèl... Lamb..., 18 ans, femme de joie. Réglée pour la
1re fois à treize ans et demi, la menstruation ne s'est établie
que difficilement. Toujours bien réglée depuis cette époque,
tous les mois le sang s'écoule pendant huit ou neuf jours ;
a eu un peu de leucorrhée avant les premières règles, depuis
lors, pas de leucorrhée.

Il y a trois ans, elle entra à l'hôpital pour se faire soigner
de chancres de la vulve ; elle resta vingt-huit jours en traitement et sortit parfaitement guérie.

Quelque temps auparavant, elle s'était aperçue, par
hasard, de la présence d'une tumeur à la partie inférieure
de la paroi antérieure du vagin. Cette tumeur, qui était indolente, avait alors à peu près le même volume que celui
qu'elle offre maintenant. Elle ne lui causait aucune douleur,
même pendant les rapports sexuels, quoiqu'ils fussent très
fréquents. Elle ne sait à quoi en attribuer le développement.
Elle est entrée à l'hôpital croyant à l'existence d'une maladie
vénérienne.

Voici ce que l'on observe en examinant attentivement la malade :

Lorsqu'elle est couchée sur le dos, les cuisses étant écartées, les parties génitales externes ne présentent rien d'anormal à considérer:

Lorsqu'on fait exécuter à la malade un effort un peu violent, comme pour aller à la selle, il se présente, à l'entrée du vagin et entre les petites lèvres qu'elle écarte, une tumeur recouverte par la muqueuse vaginale, qui vient faire saillie à l'extérieur et semble, jusqu'à un certain point, simuler un prolapsus. Le volume de cette tumeur et l'aspect qu'elle présente, peuvent être comparés à une noix dont la moitié seulement serait perceptible à la vue. Elle est un peu déviée sur le côté gauche. Elle présente à sa surface la muqueuse vaginale avec ses plis et ses rides ; et à sa partie médiane, mais un peu plus inclinée à gauche, se voit une crête saillante formée par un repli de cette muqueuse en forme de raphé.

Lorsqu'on pratique le toucher, la tumeur fuit sous le doigt et s'enfonce dans le vagin, restant fixée à la partie supérieure, à peu de distance de la face postérieure de la symphyse pubienne.

Le volume de la tumeur est celui d'une grosse noix. On éprouve, en la comprimant entre les doigts, ce qui du reste ne cause aucune douleur à la malade, une sensation comme une fluctuation, semblable à celle qui serait causée par un kyste rempli de liquide ou d'une substance molle.

La miction n'est gênée en aucune façon ; le coït seul, lorsqu'il a été plusieurs fois répété, éveille quelques douleurs dans le point qu'occupe la tumeur.

Une incision longitudinale est pratiquée sur la tumeur. Cette incision est coupée par une seconde, perpendiculaire à la première, et qui met à nu, dans toute son étendue, la partie antérieure de la tumeur ; tandis qu'une sonde introduite dans l'urèthre en indique le trajet, pour qu'on évite de la blesser, le doigt d'un aide, recourbé derrière la tumeur, la fait saillir en avant, et permet de la disséquer facilement du côté de son pédicule, qui, d'une nature granuleuse, offre la plus grande résistance, et se porte à gauche vers la partie interne de la branche ascendante de l'ischion.

L'opération, qui dure environ un quart d'heure, est bien supportée par la malade et suivie d'un très léger écoulement de sang. Le kyste est enlevé en entier sans avoir été ouvert. Sa surface est régulièrement arrondie, recouverte d'un tissu cellulaire floconneux. Ce tissu enlevé avec ménagement sur un des points de la tumeur, on arriva sur une membrane fibreuse blanche et résistante. La partie du kyste qui répondait à la glande et à la branche ischiatique gauche présente une traînée de granulations glanduleuses, les unes entières, les autres coupées par le bistouri ; de sorte que cette portion offre des saillies granuleuses et des cupules de même nature.

Le kyste n'a pas été ouvert, afin d'être conservé avec tous ses caractères extérieurs.

Dix jours après, la malade était entièrement guérie.

Observation XII

(Huguier)

Kyste commençant du conduit excréteur droit.

La nommée Cad... D..., 18 ans, entre à l'hôpital pour des tubercules muqueux ulcérés et une phtisie pulmonaire très avancée. La malade meurt quelques jours après son entrée.

A l'autopsie, les organes génitaux examinés n'offrent, à
là vue rien de particulier ; mais, en les palpant, on reconnaît
dans la base de la grande lèvre droite, la glande vulvo-vaginale dont le volume est augmenté et dont le conduit paraît dilaté. On enlève les organes, on les dissèque et on
les trouve dans l'état suivant :

Les tissus qui entourent la glande sont un peu engorgés,
épaissis et plus fermes que d'habitude. La glande elle-même
a le volume et la forme d'un très gros pois ; elle est d'un
gris jaunâtre très prononcé ; sa surface est plus mamelon-
née qu'à l'état normal ; les granulations, très développées,
égalent ou même dépassent le volume d'un grain de millet.
Elles sont d'un gris jaunâtre, séparées les unes des autres
par un tissu cellulaire également injecté.

La face interne de la glande est séparée de la membrane
muqueuse de l'entrée de la vulve par un kyste qui a les
dimensions et assez bien la forme d'un haricot

Ce kyste est formé par le conduit excréteur dilaté et oblitéré. A l'extrémité opposée du kyste, on voit que la glande
par sa face interne fait un léger relief dans la cavité de
celui-ci.

Ses parois sont formées de deux couches : une externe,
blanche, opaque, fibreuse et résistante ; l'autre est entièrement muqueuse, elle est transparente et laisse voir dans
son intérieur le liquide qu'elle renferme. Ce liquide est lui-
même clair et transparent Cette translucidité est si grande
qu'on aperçoit dans le kyste, vers son extrémité glandulaire,
au milieu du liquide, une substance solide, jaunâtre et ver-
miculaire.

Le kyste ouvert, il s'en écoule un mucus épais, filant,
incolore, contenant quelques flocons de matière blanchâtre,
libre et flottante. A son extrémité vulvaire, qui correspond
à l'ancien orifice du conduit, on voit un petit pertuis re-

couvert d'une sorte de valvule sigmoïde. Ce pertuis, qui a à peine 1 millim. 1/2 de diamètre, se termine en cul-de-sac vers le point oblitéré du canal.

A son extrémité externe, trois autres petits pertuis arrondis, un peu plus étroits que le précédent, et conduisant dans les granulations de la glande ; un petit stylet porté dans chacun d'eux pénètre dans le sein de cet organe. Si l'on presse la glande entre les doigts, il suinte par ces petits trous un mucus épais et filant, produit de la sécrétion de l'organe.

Si la malade qui portait cette affection eût vécu plus longtemps, le kyste, d'uniloculaire qu'il était, se serait probablement converti en un kyste multiloculaire.

Observation XIII

(Résumée. Huguier)

Kyste latent de la glande vulvo-vaginale droite ; névralgie vulvo-utérine — Incision simple. Cautérisation au nitrate d'argent. Guérison.

La nommée Gua. Ad..., 22 ans, couturière, mariée. Se plaint depuis quatre mois, époque à laquelle elle a eu un petit abcès à la grande lèvre gauche, d'éprouver de vives douleurs dans toute la vulve, au méat urinaire, au col de la vessie et dans l'utérus. Ces douleurs sont, dit-elle, quelquefois atroces, lui ôtent le sommeil et l'appétit.

Au palper, on trouve, dans le lieu qu'occupe la glande vulvo-vaginale et tenant à cette glande, une petite tumeur parfaitement arrondie, lisse, polie, résistante, non fluctuante, insensible à la pression, attachée à la branche ascendante du pubis par un pédicule étroit, ayant assez peu de volume pour ne donner aucun signe extérieur de son existence, et pour échapper à une palpation superficielle exercée seulement de la peau vers les parties profondes. Il a fallu, pour s'apercevoir de la présence de cette tumeur, que les parties fussent palpées entre les doigts.

Une incision est faite dans le fond du pli nympho-labial. Aussitôt il en sort en jaillissant une cuillerée à café de liquide épais, filant, blanchâtre et transparent. Le fond du kyste est ensuite saisi avec des pinces à griffes et extirpé en grande partie, après avoir été renversé et attiré au niveau des lèvres de la plaie. On cautérise ensuite au nitrate d'argent.

Dix jours après, le kyste était entièrement guéri et la plaie si régulièrement cicatrisée qu'il fallait en chercher les traces.

La présence du kyste, dont la cause resta inconnue, ainsi qu'à la malade, n'avait aucune influence sur sa névralgie, car cette affection ne fut en aucune sorte amendée par sa disparition.

L'organisation de ce kyste et les propriétés physiques, microscopiques et chimiques du liquide qu'il contenait, étaient les mêmes que celles des autres kystes muqueux dont nous rapportons les observations.

OBSERVATION XIV
(Ibidem)

Kystes de la glande vulvo-vaginale. — Incision. — Récidive. — Excision pou l'un ; injection au chlorure de zinc pour l'autre. — Guérison

Madame X..., bien portante, régulièrement réglée, devient enceinte en septembre 1874, a une grossesse excellente et accouche normalement le 23 mai 1875. Suite des couches régulières. Retour de couches au commencement de la seconde semaine de juillet. Peu après, Madame X... s'aperçoit que les grandes lèvres sont gonflées et douloureuses.

23 juillet. — Je constate dans la grande lèvre droite l'existence d'un kyste du volume d'une amande verte, et dans la grande lèvre gauche un autre kyste gros comme une amande décortiquée. Le premier, celui de droite, est douloureux ; la région est rouge, œdématiée : évidemment le kyste est enflammé ou sur le point de l'être.

Le 26. — Une incision avec un bistouri mince donne issue à un liquide filant, visqueux, limpide. En peu de jours la petite plaie est cicatrisée, mais le kyste ne tarde pas à se reproduire, sans toutefois redevenir douloureux, ainsi qu'il l'était avant la ponction.

En août et en septembre, les kystes subsistent sans autre changement qu'une augmentation passagère au moment de chaque époque menstruelle. Ils gênent peu d'ailleurs : après une marche longue ou après les rapports sexuels, ils semblent grossir, sont douloureux, mais avec le repos, quelques bains, la muqueuse qui les recouvre cesse d'être rouge et turgescente, et la douleur, légère d'ailleurs, disparaît rapidement.

Cependant, après les règles de septembre, la tuméfaction avait été considérable et les tumeurs étaient restées plus volumineuses qu'auparavant. Madame X..., se décide à se faire opérer, et le 12 octobre on procède à une injection dans chacun des deux kystes de deux gouttes d'une solution de chlorure de zinc, après avoir au préalable, par la ponction, vidé une partie du contenu des poches kystiques. Les jours suivants, douleur modérée ; le kyste de droite, beaucoup plus gros que le gauche, se tuméfia moins, tandis que ce dernier devint rapidement plus dur et plus volumineux. Tout rentra dans l'ordre en peu de temps. Le kyste de gauche, après avoir été dur et douloureux, s'amoindrit progressivement, puis disparut. Celui de droite reprit au contraire son volume primitif.

L'injection dans la tumeur de la grande lèvre de droite ayant échoué, il fallut employer pour le détruire un moyen plus radical.

Le 7 décembre, on ouvrit largement le kyste et on excita avec la pince et le bistouri la totalité de ses parois. Les suites de l'opération furent simples, et aujourd'hui c'est à peine s'il est possible de saisir une cicatrice à la face interne de la lèvre.

Observation XV

(Résumée. Dr Lizé, du Mans)

Kyste de la glande vulvo-vaginale gauche. — Pas d'incision. — Injection dans la poche de chlorure de zinc. — Guérison.

La femme S..., ouvrière en chapellerie, de mœurs assez dépravées, a usé du coït outre mesure. Tumeur siégeant au tiers postérieur et en dedans de la grande lèvre gauche. Cette tumeur, du volume d'un œuf d'oie, a la forme d'une poire dont la grosse extrémité regarde en arrière et la petite extrémité en avant.

Fluctuation de la tumeur, qui est également transparente.

Evacuation de 3/4 du liquide de la poche, à l'aide d'un trocart. Injection consécutive de 10 grammes de teinture d'iode étendue de 5 grammes d'eau. Aucun succès. Deux nouvelles injections de teinture d'iode pure n'amènent aucune modification du kyste.

Nouvelle injection de la solution suivante :

Chlorure de zinc........... 0 gr. 50 centigr.
Eau distillée.............. 5 gr.

Vingt-trois jours après, il ne restait aucune trace du kyste.

OBSERVATION XVI

(Résumée. *In* LEROUX.)

Kyste de la glande vulvo-vaginale gauche. — Injection de chlorure de zinc. — Guérison.

Mme D..., 29 ans. Bien réglée. A eu deux fausses couches. Très portée aux plaisirs sexuels. Présente au milieu de la hauteur de la grande lèvre gauche une tumeur du volume d'une grosse noix. Cette tumeur, qui a évolué progressivement dans l'espace d'un an, est indolente, mobile, fluctuante.

On fait avec la seringue de Pravaz une petite ponction et on retire du kyste le tiers de la seringue d'un liquide louche, filant ; puis, laissant la canule en place, on injecte six à huit gouttes de la solution suivante.

> Chlorure de zinc............ 50 centigr.
> Eau distillée............... 5 gr.

Quinze jours après, le kyste a notablement diminué de volume. Un mois après, il a presque complètement disparu.

CHAPITRE IX

Conclusions

I. Les kystes de la glande vulvo-vaginale sont très fréquents, principalement dans la catégorie des filles publiques.

II. Ils peuvent se produire spontanément ; ils peuvent être déterminés par les inflammations antérieures de la glande et par toutes les causes qui rétrécissent les canaux excréteurs.

Ils peuvent être consécutifs à des excès de coït (Bourse séreuse fonctionnelle).

III. Ils siègent ou dans le canal excréteur (cas plus fréquent) ou dans la glande, ou dans les granulations accessoires de la glande (kystes en chapelet).

IV. On les rencontre, comme les abcès de cette région, plus fréquemment à gauche qu'à droite, sans qu'on puisse donner de bonnes raisons pour cette localisation.

V. Les parois du kyste se composent de trois couches : la plus interne est muqueuse, la moyenne fibreuse, et l'externe n'est autre que le tissu cellulaire parenchymateux et intraglandulaire.

VI. Le kyste adhère au vagin par un tissu cellulaire dense et serré, à l'ischion par les vaisseaux, et aux musles constricteur du vagin et transverse du périnée ; aussi son ablation totale est difficile.

VII. Le liquide est ordinairement clair, transparent, incolore, semblable à du blanc d'œuf, quelquefois légèrement coloré par le sang.

VIII. Toutes les parties sont saines et glissent sur la tumeur, excepté en dedans, où la muqueuse y est adhérente.

IX. Ces tumeurs sont, en général, indolentes, et ne déterminent que de la gêne dans la marche ou dans le coït. Elles augmentent quelquefois au moment des règles ou après les rapports et peuvent même s'enflammer et suppurer.

Leur évolution est fort lente et se compte par années.

X. Dans la plupart des cas, la tumeur doit être incisée dans toute sa hauteur, vidée de son contenu et lavée soigneusement ; la surface interne de la poche sera ensuite cautérisée au nitrate d'argent ou au chlorure de zinc à 5 pour 100 et bourrée avec de la gaze iodoformée.

On peut également injecter dans la poche non vidée cinq à six gouttes d'une solution de chlorure de zinc au 1/10.

L'extirpation du kyste sera faite en cas de récidive. Elle est quelquefois laborieuse et peut s'accompagner d'une abondante hémorrhagie.

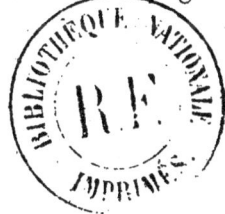

INDEX BIBLIOGRAPHIQUE

ALMASSOF. — Ueber perirurethrale Drüsen beim Weibe, tiflis, 1880.

ANGER (Th.). — Gazette des hôpitaux, 1847, pag. 347.

BONNET (Ch.). — Des kystes et abcès des glandes vulvo-vaginales. Gazette des hôpitaux, 1888.

BONNET (Th.) — Etudes chirurgicales, 1670, tom. IV, pag. 492.

BOYER. — Traité des maladies chirurgicales et des opérations qui leur conviennent. Année 1831.

BOYS DE LOURY. -- 1840. Observations sur les kystes et abcès des grandes lèvres. Société de médecine de Paris.

CHASSAIGNAC. — Bulletin anat. de 1852, pag. 471.

CRUVEILHIER. — Traité d'anatomie, tom. V, pag. 787.

GALLARD. — France médicale, 1880.

GUÉRIN (Alph.). — Organes génitaux externes.

GUERSANT. — Gazette des hôpitaux, 185?, pag. 388.

HOENING (de Bonn). — Union médicale, 1870, pag. 48.

HUGUIER. — Mémoire sur les maladies des appareils sécréteurs des organes génitaux externes de la femme. Académie Royale de médecine, 1846. tom. XV, pag. 750.

LEROUX. — Thèse de Paris, 1878.

MARTIN et LÉGER. — Recherches sur l'anatomie et la pathologie des appareils sécréteurs des organes génitaux chez la femme, 1862.

MONOD. — Bull. thérap., 1871, pag. 473.

MORGAGNI. — Anat. de la glande vulvo-vaginale, 1765.

RECLUS. — Pathologie ext., tom. IV, pag. 323.

REGNOLI (de Pise). — Hydrocèle chez la femme. Archives gén. de méd., 2e série, tom. V, pag. 114, année 1874.

RICHET. — Anat. médico-chirurgicale.

ROBERT. — Arch. gén. de méd., tom. II, pag. 184.

RONCAGLIA. — Delli cisti dell'uretra e dei canali uretrali della donna. Ann. di obstetricia, 1895.

SINETY (de). — Histologie de la glande vulvo-vaginale. Bull. de la Société de biologie, 1880.

SKÈNE. — The anat. and pathol of two important glands of the Urethra. American journal of obstetrics, 1880.

VIDAL (de Cassis). — Traité de Path. ext., tom. V, pag. 737.

VELPEAU. — Gazette des hôpitaux, 1848, pag. 49.

VIRCHOW. — Traité des Tumeurs, tom. II.

SERMENT

En présence des Maîtres de cette École, de mes chers Condisciples et devant l'effigie d'Hippocrate, je promets et je jure, au nom de l'Être Suprême, d'être fidèle aux lois de l'honneur et de la probité dans l'exercice de la Médecine. Je donnerai mes soins gratuits à l'indigent et n'exigerai jamais un salaire au-dessus de mon travail. Admis dans l'intérieur des maisons, mes yeux ne verront pas ce qui s'y passe ; ma langue taira les secrets qui me seront confiés et mon état ne servira pas à corrompre les mœurs ni à favoriser le crime.

Respectueux et reconnaissant envers mes Maîtres, je rendrai à leurs enfants l'instruction que j'ai reçue de leurs pères.

Que les hommes m'accordent leur estime si je suis fidèle à mes promesses.

Que je sois couvert d'opprobre et méprisé de mes confrères si j'y manque.

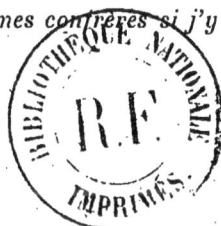

www.ingramcontent.com/pod-product-compliance
Lightning Source LLC
Chambersburg PA
CBHW071304200326
41521CB00009B/1901